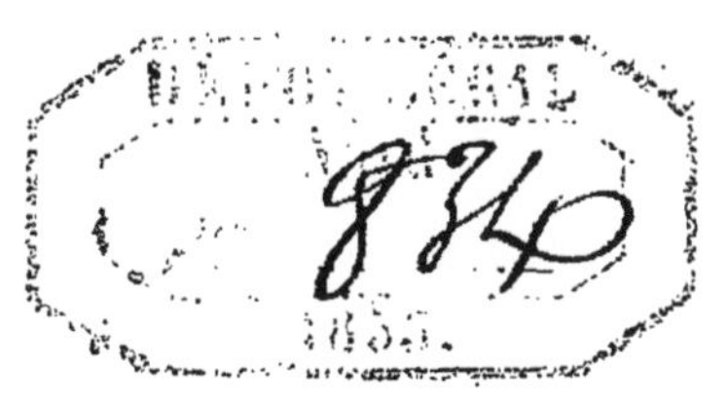

AF299934

DU

# CHOLÉRA

T 34
Ic 260

LILLE. — IMP. VANACKERE.

DU

# CHOLÉRA

DE L'ACTION DE L'AGENT CHOLÉRIQUE

DE L'HYGIÈNE EN TEMPS D'ÉPIDÉMIE

DES PREMIERS SECOURS A DONNER AUX MALADES
EN L'ABSENCE DU MÉDECIN

DE L'EMPLOI DE MÉDICAMENTS PRÉVENTIFS

DE L'EMPLOI DU CAMPHRE ET DES BAINS CHAUDS
COMME CURATIFS

PAR

## M. D. DE MONESTROL

MEMBRE CORRESPONDANT
DE LA SOCIÉTÉ GALLICANE HOMŒOPATHIQUE DE PARIS
DE L'ACADÉMIE DE MÉDECINE HOMŒOPATHIQUE
DE TURIN, ETC.

PARIS

Chez J.-B. BAILLIÈRE
LIBRAIRE DE L'ACADÉMIE DE MÉDECINE
RUE HAUTEFEUILLE, 19.

BIBLIOTHÈQUE IMPÉRIALE
IMPR.

# AVANT-PROPOS

Quoiqu'adonné de cœur et de conviction à la doctrine formulée par *Hahnemann*, je ne viens pas cependant, en rédigeant une instruction à l'occasion du choléra, faire de la polémique ; je voudrais, au contraire, rendre utile à tous, sans distinction de système, ce qu'une expérience assez grande, acquise en Angleterre en 1848, en France en 1849, m'a montré de plus efficace, soit en fait de moyens hygiéniques préventifs du fléau, soit en premiers secours à donner en cas d'attaque et en attendant l'arrivée du médecin choisi par le malade, si c'est en son pouvoir ; ou désigné par l'autorité, le cas échéant.

Je suis peu partisan de toute médecine domestique, dès qu'il s'agit d'autres maux que ceux qui peuvent être guéris par une tasse de thé, ou une compresse imbibée d'eau fraîche ; ce n'est donc pas en présence d'un aussi formidable ennemi que le choléra, qu'il me semblera possible de remplacer par des indications écrites, si précises qu'elles soient, les soins d'un médecin.

Les épidémies, a-t-on dit, sont les champs de bataille de la science ; qu'avant d'arriver à ce champ de bataille chacun prône ses convictions et les fasse valoir : la vérité ne redoute ni la discussion ni la lumière ; mais quand l'heure du combat est venue, que chacun ne songe plus qu'à faire son devoir ; une seule rivalité reste permise : celle de faire le plus de bien possible autour de soi.

S'il en est temps encore, on peut bien dire à ceux qui se préoccupent de progrès et d'études sérieuses : des statistiques, des chiffres irrécusables ont prouvé l'avantage de la méthode homœopathique , lisez et comparez; la question intéresse au premier chef l'humanité ; ne laissez de côté aucun des documents qui peuvent éclairer vos convictions.

Mais aux malades, que toute discussion sur un pareil sujet ne peut qu'inquiéter et préoccuper, je dirai seulement : ayez confiance ; ceux que vous avez appelés près de vous, ou que, dans sa sollicitude paternelle, l'autorité vous envoie, sauront au besoin doubler par le cœur les ressources de la science ; et souvenez-vous que dans le choléra comme dans toute maladie, le malade qui a foi dans les soins qu'on lui donne est à moitié guéri.

# DU CHOLÉRA

## I

### MARCHE DU CHOLÉRA.

Que le choléra soit à nos portes, ou qu'il soit encore éloigné, nous ne saurions nous dissimuler que puisqu'il est signalé sur divers points où il a déjà sévi dans les précédentes invasions, nous pouvons et nous devons nous attendre à sa visite, et dèslois nous préparer à le combattre et à le repousser.

Le jour et l'heure de sa venue nous sont

inconnus ; tel que le fléau dont parle l'Écriture : « *Il marche dans les ténèbres ;* » car nul ne sait encore quelles sont les lois de sa propagation et les circonstances qui la favorisent. — Il éclate ici, là, sur un autre point ; laissant dans l'intervalle, des villes, des contrées intactes ; quand autour d'elles l'épidémie a tout ravagé. — On a prétendu que le choléra suivait le cours des rivières, et l'on a vu souvent des cités bâties sur le bord des fleuves préservées du fléau ; pendant qu'il éclatait avec violence et tout à coup dans des localités situées à plusieurs lieues dans l'intérieur des terres.

Ne pouvant se rendre compte de ces anomalies, on en est venu à supposer que le choléra se propageait par des espèces de courants souterrains, sans mieux expliquer les circonstances ou les causes qui le font pour ainsi dire jaillir des entrailles de la terre.

Nous savons seulement que le choléra

n'est pas contagieux, et que les plus sim-
ples mesures de propreté suffisent, pour
éviter que les soins, les plus intimes,
donnés à un malade, aient le moindre
inconvénient pour ceux que l'humanité,
la charité ou l'affection conduisent près de
son lit.

J'ajoùterai, qu'il semble prouvé qu'à
chacune de ses nouvelles invasions, le
fléau perd de son intensité et de sa mali-
gnité.

## II

### CAUSE, ACTION, EFFETS DU CHOLÉRA.

Si la loi qui préside à la propagation du
choléra nous est inconnue, on n'est guère
plus avancé dans la connaissance de sa
cause ou de son essence ; c'est un effluve,

un miasme , c'est un atôme que personne n'a jamais vu, pesé, ni senti, dont la puissance cependant n'est malheureusement que trop manifeste, et dont les effets semblent être une brutale réponse à l'adresse de ceux qui ne comprennent la force que sous une enveloppe pondérable et matérielle.

Il serait certes bien inutile de rappeler ici tous les systèmes imaginés pour expliquer l'action de cet effluve, de ce miasme ; toutefois il en est un qui mérite une mention particulière , à cause, si je peux m'exprimer ainsi , de son actualité dans les préoccupations du monde savant en général *.

* Nota. Si, comme le dit M. Bobierre, c'est dans le domaine si vaste et si peu exploité de l'électricité animale que rentre vraisemblablement l'étude des contagions , c'est peut-être aussi dans ce même domaine que se trouvera un jour l'explication du mode d'action des médicaments employés à les guérir.

D'après ce sytème, que je crois appartenir à un médecin anglais, l'agent cholérique agirait sur le corps humain comme perturbateur de l'électricité qui lui est propre; et c'est ainsi que s'expliquerait la production successive des divers phénomènes, symptômes et signes du choléra : tels que l'état de faiblesse générale, les vertiges, tintements d'oreilles, les crampes primitives, les déjections alvines et vomissements, les crampes successives, la cyanose et le collapsus, espèce de prostration générale.

« Quand on étudie avec soin les symptômes du choléra, dit-il, on acquiert bientôt la preuve que le système nerveux et le grand centre cérébral sont atteints les premiers, et que tous les phénomènes qui vont suivre ne seront que la conséquence de ces premiers désordres. »

« L'effet produit sur le cerveau et sur le système nerveux est une espèce de paralysation ou de diminution de leur ton et de leur énergie; de cet affaiblissement découle aussitôt une diminution dans le pouvoir contractile de toutes les fibres musculaires du corps ; ce qui produit cette faiblesse et cette langueur qui surviennent dès le commencement de la maladie. — L'élasticité et la contractilité du système musculaire étant diminuées, le sang et les autres fluides ne sont plus poussés dans les vaisseaux avec la même force, et tendent à graviter vers les parties internes ou plus déclives; de là viennent la pâleur de la face, l'étirement et l'affaissement des traits et des chairs, et les autres symptômes qui indiquent que les fluides se sont retirés de la surface du corps. — Cette gravitation et l'afflux des fluides sur les organes internes, produisent en même temps l'oppression précordiale, les douleurs d'estomac, etc... »

« Le sang, ne circulant plus facilement, n'arrive plus au cerveau, ni avec autant de force, ni en aussi grande quantité; cet organe, ainsi privé de son stimulant naturel et nécessaire, s'affaiblit de plus en plus, et devient de moins en moins apte à remplir les fonctions auxquelles il est destiné. » — De plus, le pouvoir contractile des tuniques musculaires de l'estomac et du tube intestinal étant diminué, ces tuniques se relâchent, ce qui produit ce sentiment de vide et de défaillance qu'on remarque presque toujours. — Les vaisseaux capillaires et les vaisseaux absorbants, qui s'ouvrent à la surface des membranes internes de l'estomac et des intestins, ayant aussi perdu leur contractilité, laissent échapper les parties les plus fluides du sang, de la lymphe et du chyle, et la soudaine déplétion du système vasculaire qui en est la conséquence, produit le vomissement. » ( Ce qu'on observe d'ailleurs dans les fortes pertes de sang par plaie, blessures, hémorrhagies, saignées, etc.).

« La déperdition des fluides augmente la faiblesse, cette faiblesse à son tour devient une nouvelle cause de déperdition ; le mal s'accroissant ainsi à chaque déjection, jusqu'à ce que toute la partie fluide du sang étant évacuée ou perdue, il ne reste plus dans les vaisseaux qu'une fibrine inerte, la source de la vie s'étant pour ainsi dire tarie. — C'est alors que le collapsus survient. — Il semble que le sang, privé de sa partie la plus tenue, ne puisse plus circuler dans les petits vaisseaux qu'il engorge ; son retour au poumon n'ayant plus lieu, il se charge de plus en plus d'acide carbonique, il noircit, et la stagnation de ce sang vicié dans le réseau capillaire de la peau lui donne cette teinte livide, bleuâtre plus ou moins foncée, caractéristique du choléra. »

« Quant aux crampes, la perturbation de l'électricité animale, et par suite de l'influx nerveux, rendrait compte de celles qui surviennent parfois au commencement de l'attaque ; et la déperdition des fluides vitaux expliquerait celles qui surviennent dans une période plus avancée : ne les observe-t-on pas aussi à la suite des grandes hémorrhagies ? »

Laissant à part toutes ces hypothèses, si ingénieuses ou si vraisemblables qu'elles puissent être, et rentrant dans le domaine de la simple observation, on trouve, comme je l'ai dit, que le choléra se déclare parfois dans les conditions les plus diverses et les plus opposées ; et cette remarque peut se faire aussi bien quant aux individus, que pour les localités.

C'est vraiment la main de Dieu, qui ne connait ni riches, ni pauvres, qui frappe à la porte des hôtels tout aussi bien qu'à celle des plus misérables chaumières ; sans distinction d'âge, de sexe, ni de condition, et qui ne semble établir de privilége, parfois, qu'en faveur, chose bien remarquable, des enfants, des faibles, des souffreteux, etc.

Bien plus, on n'a vu aucun rang, aucune dignité, aucune puissance abriter qui que ce fût contre le fléau, tandis que parmi les ouvriers, certains semblent trouver dans leur travail même un préservatif contre la ?maladie. — L'enquête du docteur Burq, confirmant ce que déjà avait dit HAHNEMANN des propriétés du cuivre, nous montre les ouvriers tourneurs en cuivre, en bronze, etc., échappant aux atteintes du choléra.

A Nantes, on a constaté, en 1849, que malgré les désavantages de la position de leurs établissements sur les bords de l'Erdre, rivière marécageuse et tout à fait dans un bas-fond, les tanneurs et les corroyeurs n'avaient offert que très-peu de cas de choléra, etc...

Enfin il est positif, que dans les classes moyennes de la société et dans les classes ouvrières, dès qu'il y règne l'ordre, la propreté et la tempérance, les chances d'être attaqué du choléra, et les dangers,

quand on en est atteint, sont moindres
que dans les classes plus aisées ou supé-
rieures. On le comprend, lorsqu'on sait que
parmi les causes prédisposantes au fléau
se trouvent l'usage continuel et l'abus des
aliments épicés, échauffants et de haut-
goût, l'usage habituel des vins capiteux,
des liqueurs, etc.; les veillées prolongées,
les contentions d'esprit, les préoccupations
de toute sorte, l'ambition, les déceptions,
enfin tout ce qui peut physiquement ou
moralement porter atteinte au système
nerveux...

Il est bien entendu qu'en faisant cette
comparaison, j'en exclus, dans la classe
ouvrière, les individus qui passent tout le
temps que le travail ne prend pas de leur
vie dans les cabarets ou les estaminets; qui
dépensent leur salaire, ou la plus grosse
partie de ce salaire, en bière, vin, genièvre,
eau-de-vie, etc., que l'on voit trébucher sur
nos trottoirs, et qui viennent, d'une voix
avinée et bégayante, réclamer nos secours.

Malheur à ces pauvres fous qui gaspillent ainsi leur existence en s'abrutissant ; car leurs chances d'être atteint du choléra sont bien grandes ! et terribles en seront les conséquences !!!

Si l'ordre, la propreté, la tempérance, sont des vertus plus nécessaires encore en temps d'épidémie qu'en tout autre temps, si elles sont en outre les garanties les plus sûres contre les atteintes de ces mêmes épidémies, que chacun agisse promptement pour se placer dans ces bonnes conditions ; l'autorité prenant, elle, de son côté, les mesures générales qui sont de son domaine.

---

# III

## HYGIÈNE.

### HABITATIONS. — VÊTEMENTS.

Tout le monde ne peut pas choisir son habitation, mais chacun peut tenir propre, et débarrassée de toutes immondices, la maison, la chambre ou la cave qu'il occupe. — Que les allées, les escaliers, les cours soient donc balayés avec soin, que les conduits des eaux ménagères soient lavés, balayés tous les jours, et plus souvent, si l'on y verse des matières odorantes ou putrides.

Qu'aucune eau sale, aucune ordure ne séjournent dans les habitations.

Qu'aucun soin de propreté personnelle, tant pour le corps que pour les vêtements, ne soit négligé.

Il sera bien plus sain de porter de la grosse toile bien propre, que du linge fin peu soigné.

L'air pur nous étant pour vivre de toute nécessité, faisons en sorte qu'il soit renouvelé le plus souvent possible; il y a moins d'inconvénients à respirer l'air du dehors, fut-il même très-froid, que celui d'un appartement fermé, où trop de personnes se trouvent réunies.

Que le nombre de personnes qui couchent dans le même local soit proportionné à son étendue. — Que les dortoirs des pensions, des hospices, soient pourvus de cheminées d'appel ; que les ateliers, que les fabriques, soient pourvus de ventilateurs.

Si les ouvriers des fabriques, les employés des comptoirs et des bureaux ne peuvent sortir à l'air dans le milieu du jour, que du moins ils n'aillent pas le soir s'enfermer dans ces établissements publics, où l'air déjà vicié par les émanations de plusieurs becs de gaz, l'est bien plus encore par la respiration d'un grand nombre de personnes, et souvent par les vapeurs des boissons fermentées.

Que l'on évite les brusques changements de température, tels qu'on les éprouve en passant subitement d'un appartement chaud à l'air froid et humide.

Que les vêtements en rapport avec la condition et le travail soient assez chauds ;

l'usage d'une ceinture de flanelle et de chaussures en laine, a été recommandé avec raison.

———

# IV

## ALIMENTATION.

Pour l'alimentation, on ne changera rien à ses habitudes, si la tempérance y préside. — Les aliments seront sainement et simplement préparés. Certainement il serait avantageux que ceux qui restent tout le jour courbés sous le poids d'un travail fatiguant, pussent ajouter un peu de viande à leur alimentation ordinaire; et peut-être que pour plusieurs d'entr'eux il suffirait d'une petite économie à l'estaminet pour leur fournir les moyens de cette utile modification; mais que ceux qui ne le peuvent pas, sachent du moins que l'usage des légumes bien cuits, tels que les choux, les navets, les carottes et les pommes de terre, n'offre aucun inconvénient. — Il n'en est pas de même cependant des fruits crus, qui souvent peuvent être nuisibles, ainsi que les salades, les viandes de porc ou d'oie, les viandes fumées, les moules, les poissons qui ne seraient pas parfaitement frais, etc.

Mais ce sont les abus de boissons fermentées ou spiritueuses, contre lesquels, je le répète encore, il faut se mettre en garde ; ici le moindre excès peut avoir les suites les plus funestes.

Il faut se souvenir aussi que l'usage des boissons froides, toutes les fois qu'on est en transpiration, ou qu'on a chaud, peut être pernicieux ; dans les soirées et les réunions on devra donc s'abstenir de glaces, de sorbets glacés, etc., de limonades, d'orgeats, etc., enfin de tout ce qui peut produire un refroidissement subit de l'estomac.

Les personnes qui font un usage habituel de thé, ou de café, feront bien d'en diminuer la quantité et la force.

Tout ce qui peut amener une trop grande déperdition des forces physiques ou morales, pouvant être nuisible, on évitera de se livrer à un travail trop ardu et trop assidu, à des veilles prolongées, en un mot à tous les excès quels qu'ils puissent être.

En outre des moyens hygiéniques préventifs, et malgré mon désir d'éviter tout ce qui peut tenir exclusivement à la doctrine homœopatique, je ne puis passer sous silence l'emploi de médicaments que l'expérience a prouvé spécifiquement préservateurs, je veux parler du *cuprum* et du *veratrum alb.*, *cuivre et hellébore blanc*, préparés selon la méthode de HAHNEMANN. — A Nantes, en 1849, avec mon honorable ami le docteur Perrussel ( qui déjà, en 1835, recevait à Marseille une médaille d'honneur pour ses services pendant le choléra ), nous avons indiqué ces médicaments à un grand nombre de personnes, et je peux assurer ne pas

avoir appris qu'une seule de celles qui en avaient
fait usage soit morte du choléra. (Voir l'ouvrage
du docteur Chargé, de Marseille, — le Voyage à
Marseille du docteur Perrussel, — la brochure du
docteur Varles, de Bruxelles, etc....)

# V

## PREMIERS SOINS AUX MALADES

### EN L'ABSENCE DU MÉDECIN.

Lorsqu'on se sera ainsi placé dans de
bonnes conditions hygiéniques, si l'on
n'est pas complétement à l'abri de l'atteinte du fléau, on sera du moins dans
le mode le plus favorable pour lui résister.

En temps d'épidémie aucune indispo-
sition ne doit être négligée ; un dérangement
d'estomac, un peu de diarrhée, qui dans

une autre circonstance ne nécessiteraient que du repos et de la diète, doivent être sans retard dénoncés à son médecin.

Ce n'est pas que toute diarrhée annonce toujours le choléra ; mais il suffit de savoir que la diarrhée peut être un des premiers symptômes du choléra, pour comprendre de quelle importance il est de ne pas en retarder le traitement.

C'est à tort cependant que l'on a dit que le choléra était toujours précédé d'une diarrhée *prémonitoire* ; il est certaines formes du choléra où les déjections alvines ne surviennent que très-tard, et lorsque la maladie a déjà pris une inquiétante gravité.

Les véritables symptômes du choléra sont une espèce de légers vertiges, un certain sentiment de vide dans la tête, un affaissement particulier dans les traits, un sentiment de froid extérieur qui se perçoit très-bien au toucher ; une douleur plus ou moins forte, ou un brûlement au creux de l'estomac, une anxiété précordiale, des crampes, ou des sensations crampoïdes passagères dans les membres.

Partout ou ces symptômes se trouvent, qu'il y ait diarrhée ou non, on est en présence du choléra...

Comme il n'y a pas de temps à perdre, en attendant l'arrivée du médecin, le malade sera couché horizontalement, la tête assez basse, dans un lit chaud s'il est possible; et tous les moyens dont on peut disposer: bouteilles d'eau chaude, sachets de sable, de cendres ou de son chaud, briques chaudes enveloppées de linges, seront employés pour chercher à rappeler à la peau la chaleur naturelle, et déterminer même une abondante transpiration; si l'on y parvient, *presque toujours* le malade est sauvé.

J'indique la position horizontale, parce qu'on observe chez les cholériques des symptômes qui ont beaucoup de rapport avec ceux qu'on observe dans les défaillances, et toutes les fois que par une cause

quelconque le cerveau se trouve privé
d'une partie de son stimulant nécessaire,
le sang ; or, dans ce cas, la première indi-
cation à remplir est toujours de coucher les
malades comme je le dis ici.

Si le malade est tourmenté d'une soif
ardente, ainsi qu'on l'observe parfois, on
lui donnera de l'eau pure froide en petite
quantité, mais aussi souvent qu'il le voudra.

Les boissons chaudes relâcheraient
encore davantage la tunique interne de
l'estomac et de l'intestin.

Les boissons excitantes amèneraient sur
ces organes, qui en sont déjà gorgés,
un afflux plus considérable de fluide san-
guin et séreux.

Parmi les moyens médicamenteux, il
n'en est qu'*un seul* dont on puisse, à mon
avis, user avant l'arrivée du médecin, et
ce moyen, qui est assez puissant à lui seul
pour conjurer le danger et guérir le malade
lorsqu'il est employé à temps, et dans les
cas convenables, c'est l'*esprit - de - vin*

*camphré*, à la dose d'une à deux gouttes sur un morceau de sucre ou dans une cuillerée à café d'eau froide, répétées à quelques minutes d'intervalle, jusqu'à ce que la chaleur revienne, et que le pouls et les battements du cœur, ordinairement ralentis, reprennent leur fréquence ; éloignant alors les doses à mesure que la réaction s'opère, pour en cesser l'usage dès que le malade éprouve un bien-être, signe positif que tout danger est passé.

Aussi je voudrais voir chaque ménage, pourvu d'un petit flacon d'esprit-de-vin camphré.

Ce médicament n'est cependant spécifique que contre une seule des formes de l'épidémie, celle où le malade est pris d'une espèce de vertige, menaces de défaillance, froid et frisson externe, souvent avec douleur et brûlement au creux de l'estomac, petites crampes, etc., *sans déjections et sans vomissements*, forme que l'on a désignée sous le nom de choléra sec, et qui est peut-être la plus perfide et la plus promptement fatale.

L'esprit-de-vin camphré, administré ici dès le début et à l'intérieur seulement, se montrera souverain...

Mais dès que les déjections surviennent, son rôle finit, ou du moins son emploi devient moins efficace.

Hors des cas où l'emploi du camphre peut être indiqué, que ceux qui entourent les malades se tiennent en garde contre cette foule de remèdes domestiques, que chacun se croit apte à conseiller, et dont le moindre des inconvénients est de faire perdre un temps précieux, lorsqu'ils ne mettent pas d'avance obstacle à l'action des médicaments, que l'homme de l'art aura bientôt à prescrire.

Si l'absence du médecin se prolonge, si la maladie fait des progrès, si l'on n'a pas de camphre, ou bien si le camphre semble être impuissant, soit qu'il ne convienne pas au cas actuel, soit qu'on ait attendu trop tard pour en faire usage ; si les moyens indiqués pour réchauffer le malade ne produisent aucun effet, il reste encore une ressource que j'ai pu employer avec succès dans des cas paraissant désespérés : *c'est le bain chaud.*

Que le malade soit alors placé dans une baignoire, ou dans une cuve contenant de l'eau simple à la température de 26 à 28 degrés centigrades, qu'on élève graduellement cette température jusqu'à 35, 36, et même 40 degrés s'il est nécessaire, au moyen d'addition d'eau chaude versée dans le bain avec précaution.

Parmi les personnes qui n'ont pas de thermomètre, il en est peu qui ne puissent juger du degré de chaleur convenable, quand on aura dit que le bain doit seulement être légèrement chaud dans le commencement, et que la température en sera élevée peu à peu, jusqu'à ce qu'on aperçoive chez le malade des signes certains de réaction : tels que la rougeur de la face, la transpiration, la dilatation et la rougeur de la peau , l'accélération du pouls, etc...

La réaction paraissant complète, le malade sera retiré du bain, essuyé promptement, entouré de laine chaude, et remis dans son lit chauffé, où , pendant quelque temps encore, on favorisera la transpiration. Les boissons données froides jusque là pourront être données tièdes ou légèrement chaudes quand la réaction se sera faite. L'eau sucrée vaudra mieux que toute espèce de tisane.

Tous les accidents cholériques étant passés, il ne s'agira plus, pour assurer la convalescence et le retour à l'état de santé, que de régler avec prudence l'alimentation : du bouillon léger d'abord, des potages aux fécules, et ensuite, petit à petit, les aliments solides qui ramènent au régime habituel.

Ainsi donc je me résume : en temps de choléra, dès qu'un dérangement dans la santé ordinaire se manifeste, on doit en aviser son médecin et s'en tenir *exclusivement* à ses prescriptions.

Si le choléra se déclare *sans déjections ni vomissements*, mais, comme je l'ai dit, par un malaise général, froid et frisson, anxiété, crampes, douleur au creux de l'estomac, etc., emploi de l'esprit-de-vin camphré à l'intérieur, et jamais à l'extérieur.

Dans tous les cas, en attendant le médecin, coucher horizontalement le malade et le réchauffer par tous les moyens possibles.

Ne lui donner à boire que de l'eau froide en petite quantité à la fois, et d'ailleurs n'employer ni infusion aromatique, ni boisson excitante sans un ordre exprès du médecin...

Enfin, et en dernier lieu, lorsque les autres moyens n'ont pas réussi à déterminer une réaction salutaire, employer le bain chaud.

J'ai fini ma tâche; le médecin ordonne

selon sa conscience et sa conviction ce qu'il croit le plus utile à celui qui souffre, et Dieu plus puissant décide de son sort.

Mais bien heureux celui à qui il sera donné de pouvoir répéter le plus souvent, en quittant le chevet des pauvres malades, ces mots d'*Ambroise Paré* :

« *Je l'ai pansé, Dieu l'a guéri.* »

D. de M.

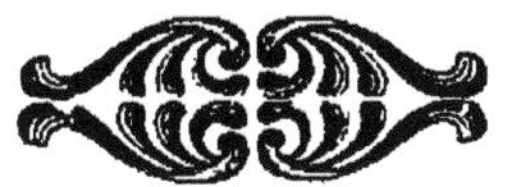

Lille —Imp. Vanackere.

www.ingramcontent.com/pod-product-compliance
Ingram Content Group UK Ltd.
Pitfield, Milton Keynes, MK11 3LW, UK
UKHW020055080726
13614UKWH00005B/2005